Dr Auguste MASSARDIER

ANCIEN EXTERNE DES HÔPITAUX

Sur les

Lésions syphilitiques

tertiaires

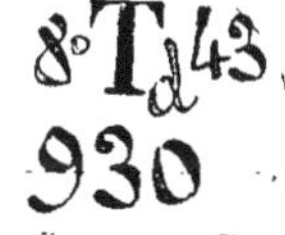

Apparaissant au cours de tabes

à antécédents spécifiques ignorés

(Importance pour l'histoire étiologique du tabes)

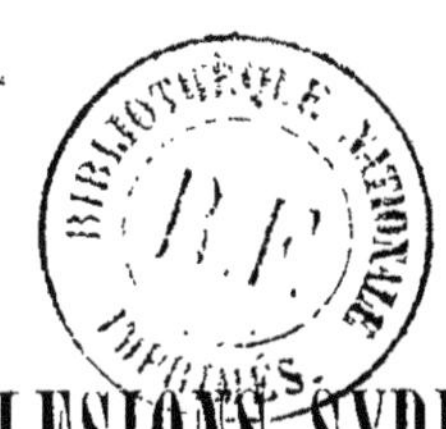

SUR LES

LÉSIONS SYPHILITIQUES TERTIAIRES

APPARAISSANT AU COURS DE TABES

A ANTÉCÉDENTS SPÉCIFIQUES IGNORÉS

(Importance pour l'histoire étiologique du tabes)

SUR LES

LÉSIONS SYPHILITIQUES TERTIAIRES

APPARAISSANT AU COURS DE TABES

A ANTÉCÉDENTS SPÉCIFIQUES IGNORÉS

(Importance pour l'histoire étiologique du tabes)

PAR

Le Dr Auguste MASSARDIER

ANCIEN EXTERNE DES HÔPITAUX

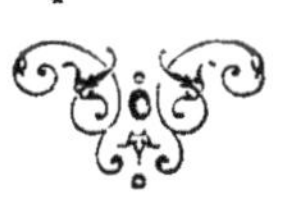

LYON

IMPRIMERIES RÉUNIES

8, RUE RACHAIS, 8

—

1908

A MON PÈRE

Témoignage de sincère reconnais-
sance.

A MA MÈRE

Je dédie spécialement ces modestes
pages en reconnaissance d'une affec-
tion et d'un dévouement sans bornes
que l'on ne pouvait trouver que dans
un cœur généreux et élevé comme
le sien.

A MES FRÈRES ET SŒURS

A MES PARENTS ET AMIS

INTRODUCTION

Les nombreux travaux qui ont été écrits, et que l'on
ne cesse de publier sur l'étiologie du tabes, prouvent que,
malgré toutes les recherches, la question est encore à
l'ordre du jour. Que l'on ait invoqué tour à tour, pour
en expliquer la cause, l'hérédité nerveuse, l'action du
froid humide, ou les excès génésiques, il ne s'ensuit pas
moins que, depuis les remarquables travaux de Fournier, c'est surtout la syphilis qu'on a mise à l'origine du
mal. Certaines statistiques, en effet, ont montré la vérole
à peu près constante dans les antécédents des tabétiques
et cela, dans des proportions qui pouvaient aller jusqu'à
93 pour 100. Les auteurs, à vrai dire, varient dans leurs
interprétations : Charcot, et bien d'autres à sa suite
croient qu'elle n'agit que comme cause prédisposante, en
préparant le terrain; Strumpell incrimine la toxine de
son agent microbien, comme le poison diphtéritique :
Fournier en fait une affection parasyphilitique, au même
titre que la paralysie générale et la leucoplasie bucco-
linguale.

Cependant, si les partisans de la nature syphilitique
ont invoqué la recherche positive, si fréquente, de la
vérole, dans les antécédents des tabétiques (Fournier, en
1901, dans une statistique portant sur mille sujets, la

relève 925 fois), les partisans .de la théorie contraire
objectent qu'un très grand nombre de fois, cet antécédent spécifique n'existe pas. Sans nous arrêter à cette
objection, que comme les hypothèses, les statistiques
sont des « vierges stériles », car il est impossible que la
coexistence signalée presque toujours de la syphilis et
du tabes soit due au hasard, sans que l'on puisse y voir
une relation de cause à effet, nous répondrons à ces derniers qu'il s'agit souvent de syphilis ignorée, soit que
l'on n'ait pas assez pris soin de fouiller les antécédents
des malades, soit que la syphilis elle-même n'ait laissé
aucun souvenir de son passage dans des manifestations
primaires, secondaires ou tertiaires antérieures.

Nous avons en effet été frappé, en lisant un récent travail sur la coexistence des antécédents syphilitiques tertiaires avec le tabes (Dubois, thèse de Lyon, 1906), de
voir que souvent la syphilis était ignorée et ne s'était
révélée que grâce à des manifestations tertiaires, au
cours même du tabes. Dans combien de cas analogues
ces manifestations tertiaires n'ont-elles pu arriver à
temps pour signer le diagnostic ? et si, dans les cas que
nous signalons, le malade eût succombé en pleine évolution de son tabes, avant que le tertiarisme se fût mani-
festé, ces observations n'auraient-elles pas été grossir
le nombre de celles qui sont invoquées par les partisans
de l'origine non syphilitique ?

Un cas nouveau, que nous avons relevé à la clinique
des maladies cutanées et vénériennes de l'Antiquaille,
nous a persuadé d'écrire ce modeste travail, où, à notre
observation personnelle, nous joindrons celles qui ont
déjà été relevées dans le travail publié par M. Moutot,

dans le *Bulletin Médical*, du 17 février 1906, sur la coexistence des accidents syphilitiques avec le tabes.

Qu'il nous soit permis, ici, d'exprimer notre reconnaissance à notre maître, M. le professeur Nicolas, dont nous avons su apprécier, pendant les quelques mois où nous avons été son externe, la haute valeur clinique et l'extrême amabilité. C'est lui qui nous a inspiré le sujet de cette thèse et c'est à ses conseils bienveillants et autorisés que nous devons de l'avoir menée à bien.

Nous remercions également M. le docteur Henry Moutot, chef de clinique adjoint, dans le service de M. le professeur Nicolas, de nous avoir permis de puiser à pleines mains dans ses travaux antérieurs et ses recherches bibliographiques.

Nous profitons de l'occasion qui nous est offerte pour exprimer à M. le docteur Rollet, professeur de clinique ophtalmologique, et à M. le docteur Gangolphe, ex-chirurgien-major de l'Hôtel-Dieu, tout le plaisir que nous avons eu à profiter de leur enseignement pendant notre externat auprès d'eux.

CHAPITRE PREMIER

HISTORIQUE

La question des relations qui existent entre la syphilis et le tabes remontent à la naissance même du tabes, ou, pour parler plus juste, à l'époque où Duchenne, de Boulogne, donna sa physionomie propre au tabes, en le dégageant du groupe confus des paraplégies où il était rangé. Dès ce moment, en effet, en 1858, Duchenne dit qu'on note, chez quelques-uns des sujets qu'il a examinés, l'infection syphilitique, qui paraît la seule cause, rationnelle ou apparente, de l'ataxie locomotrice. Il regrette cependant que la médication spécifique, qui aurait pu servir de pierre de touche, n'ait paru exercer aucune influence sur la marche de la maladie.

Dès lors, le champ était ouvert à l'étude de cette parenté entre les deux maladies, et c'est surtout dans la thèse de Plichon (*Le Tabes est-il d'origine syphilitique ?* Paris, 1891-1892), que nous pouvons suivre l'évolution des idées à ce sujet.

Dans une première période, jusqu'en 1876, où Fournier constate et tente, le premier, d'établir une connexion étroite de causalité entre l'ataxie et la syphilis, l'hypothèse de cette relation est avancée timidement, comme à regret, et l'on voit quelquefois les auteurs revenir sur leur première idée.

Greppo, Dujardin-Baumetz, Teissier de Lyon, Marius Carré, Moore, pour les citer par ordre chronologique, signalent des cas d'amélioration par le traitement spécifique. Eisenam et Topinard sont plus réservés.

En 1866 et 1867, Lancereaux et Schultze disent que, sans pouvoir toutefois se prononcer sur ce point, on ne peut pas cependant s'empêcher de remarquer que l'ataxie se rencontre fréquemment chez les individus qui ont eu des atteintes de syphilis, et que cette affection peut avoir sur la dégénérescence de la moelle épinière la même influence qu'elle exerce sur la dégénérescence cireuse du foie et de quelques autres organes. Buzzard qui, en 1871, voit dans le tabes une lésion syphilitique tertiaire, revient bientôt sur son opinion et, comme Rosenthal et Broabendt, sépare la sclérose des cordons postérieurs de la syphilis.

Avec Fournier, en 1876, l'opinion devient plus affirmative. Sur 30 cas qu'il cite, 24 avaient subi antérieurement les atteintes de la syphilis. Il est suivi dans ces idées, par Drysdale, qui fait l'éloge de l'iodure de potassium, administré dès le début et à forte dose. Erb, Hutchinson, Westphall, Gowers, se rangent peu à peu à cette théorie, dans les années qui suivent. Althaus, qui, dans une statistique trouve 90,6 pour 100 de tabes avec syphilis, discute cependant les résultats de la statistique et émet quelques objections. Voigt, Spillmann, en analysant les faits antérieurs, ne peuvent admettre qu'il s'agisse d'une simple coïncidence.

Fournier, dans une nouvelle publication, en 1882,

devient encore plus explicite et publie les résultats d'une
nouvelle statistique, portant sur 128 cas, et il trouve une
proportion de 93 pour 100. Il rappelle les chiffres précédents, de Vulpian, 15/20, Erb, 88 pour 100, Quinquaud,
21/21. Les conclusions sont que, dans l'énorme majorité
des cas, l'ataxie locomotrice constitue une manifestation
d'origine syphilitique, qu'au point de vue clinique, elle
est une lésion tertiaire, et que le tabes confirmé n'ayant
aucune tendance à progresser, n'a rien à attendre, comme
guérison, du traitement antisyphilitique. Il réfute quelques objections à sa doctrine, puis avance les arguments
suivants :

a) Fréquence absolument significative des antécédents
syphilitiques chez les sujets tabétiques.

b) Etiologiquement, le tabes relève de la syphilis (manifestation tertiaire).

c) Association fréquente des symptômes tabétiques
avec divers autres symptômes que l'on trouve dans la
syphilis (paralysie des nerfs crâniens, hémiplégie, crises
d'aphasie). Connexion fréquente du tabes et de la paralysie générale.

d) Influence du traitement spécifique.

e) Coïncidence, au cours du tabes, de manifestations
d'autre siège et de nature incontestablement syphilitique.

En 1883, Voigt et Erb publient de nouvelles statistiques, se rallient complètement à l'opinion de Fournier
et disent que si l'on n'a pas eu de résultat par le traitement, c'est qu'on arrive trop tard.

Après les statistiques de Weber, Spitzka, Hoffmann,
Mœbius, qui n'arrivent pas à donner une proportion

supérieure à 50 pour 100, Fournier en publie une nouvelle de 121 cas, dans lesquels il trouve 112 syphilitiques, soit 93 pour 100.

Jusqu'en 1890, Voigt, Strumpell, arrivent à trouver jusqu'à 60 cas de syphilis pour 100 cas d'ataxie locomotrice. Quelques auteurs, qu'il nous serait trop long de signaler, publient des cas isolés. Ricklin passe en revue les différents travaux précédents et trouve de trop grandes différences entre les statistiques. Jullien, qui a fait le même travail, n'ose se prononcer.

Déjerine est éclectique et trouve du bon dans chaque camp d'adversaires : « Il est un fait certain, c'est que tous les tabétiques sont d'anciens syphilitiques. Tout ce qu'on peut dire, c'est que la syphilis est une cause puissante du tabes, chez les sujets ayant une tare nerveuse héréditaire. Mais on peut dire aussi, avec une grande certitude, que la maladie infectieuse ne peut rien si le terrain n'est pas favorable. Dans le tabes, ainsi que l'enseigne M. Charcot, c'est l'hérédité qui domine, la syphilis n'est qu'une cause adjuvante. »

Si Strümpell croit que la syphilis agit à la façon d'un poison diphtérique, Charcot, chez tous les tabétiques, peut trouver le moment héréditaire. Toutes les causes, tant normales que matérielles, ne sont que des agents provocateurs, qui ne peuvent, par eux-mêmes, produire le tabes.

Nageli, dans sa thèse, fait un historique assez complet et additionne toutes les statistiques produites avant lui. Il trouve, sur 1.403 tabétiques, 46,1 pour 100, qui avaient eu sûrement la vérole, et 14,5 pour 100 de suspects.

Galezowski, sur 717 cas d'atrophie de la papille, qui étaient sûrement tabétiques, en trouve 496 chez qui la syphilis était intervenue auparavant.

Oppenheim, Abadie, Gowers, Schwaz, publient des cas dans le même sens.

Gerlach se rallie à la théorie de Strümpell et croit que le tabes est produit par une toxine spécifique.

En 1891, Ferras trouve 53 syphilitiques sur 58 tabétiques. Erb apporte une nouvelle statistique qui lui donne, en l'additionnant avec celles qu'il a publiées précédemment, 89,2 pour 100 de syphilis. Les cas où la vérole n'est pas retrouvée n'infirment pas l'opinion de Mœbius et Hirt, pour qui la syphilis des tabétiques n'est pas douteuse.

En 1892, Galkiewitz, Marie, Raymond, trouvent que la question, pour n'être pas résolue, a cependant gagné du terrain en faveur de la syphilis.

Dans sa thèse, Plichon réunit toutes les statistiques précédentes et, sur 4.190 cas, trouve 50,5 pour 100 de syphilis. Pour lui, selon la thèse de Charcot, la syphilis n'est qu'une cause adjuvante et non déterminante.

A cette époque paraît le livre des *Affections parasyphilitiques*, de Fournier, qui se réjouit de voir Marie, Dejérine et Erb arriver à cette conclusion que, 9 fois sur 10, la vérole se trouve dans les antécédents des tabétiques. Il y insiste d'ailleurs particulièrement sur ce que l'on est convenu d'appeler les syphilis ignorées. A partir de cette époque, les notions de parenté entre les deux affections deviennent de plus en plus évidentes, et comme il ne serait pas d'un grand intérêt d'analyser toutes les publications qui ont paru à ce sujet, jusqu'à maintenant, nous préférons renvoyer le lecteur à la bibliographie qui se trouve à la fin de cet ouvrage.

Nous ne saurions mieux faire, en terminant ce court aperçu, que de citer les propres paroles de Fournier, dans le *Bulletin Médical*, du 4 décembre 1901, où il expose une autre statistique de 1.000 tabétiques, parmi lesquels il relève 925 syphilitiques :

« Trois périodes différentes se dégagent dans l'histoire de la syphilis et du tabes :

« 1° Une période initiale que j'appellerai période d'incrédulité. Et, en effet, lorsque vers 1875, je produisis pour la première fois l'opinion que le tabes dérive de la syphilis, je fus, pour un temps, presque le seul adepte de cette doctrine. Ladite doctrine, qui était toute nouvelle, qui allait à l'encontre des idées en faveur, ne fut accueillie qu'avec défiance, froideur, incrédulité. Elle souleva des critiques nombreuses, et l'on m'accusa, comme d'usage, de voir la vérole partout.

« 2° En second lieu, vint une période d'enquête ou de contrôle, dans laquelle on fit appel à l'observation pour juger la question pendante. C'est à ce moment que se heurtèrent les opinions les plus contradictoires, certains mêmes, reniant toute connexion entre la syphilis et le tabes, d'autres admettant, mais pour un certain nombre de cas seulement, une relation d'origine entre les deux maladies, d'autres enfin, et en nombre régulièrement croissant, reconnaissant la syphilis comme l'origine sinon unique, du moins la plus habituelle du tabes.

« 3° Puis, finalement, une troisième période actuelle où, à ma grande satisfaction, le tabes a été considéré comme une dépendance, un reliquat, un produit de la syphilis, à titre qu'il reste à déterminer.

« Aujourd'hui, je puis le dire et j'ai le droit de le dire, la question est jugée et jugée dans le sens favorable à une étroite connexion entre la syphilis et le tabes. Ouvrez n'importe quel traité de pathologie médicale contemporain, français ou étranger, et vous verrez cette connexion reconnue, affirmée, soit sans réserves, soit avec réserves, d'ailleurs bien légitimes, pour d'autres maladies qui, à côté de la syphilis, pourraient servir d'origine au tabes. En un mot, la syphilis est considérée partout, sinon comme la cause unique, du moins comme la cause principale du tabes. »

Nous devons cependant dire que, malgré tout, quelques auteurs se sont maintenus en adversaires de cette doctrine et ils résument leurs arguments dans l'article de Milian : *La nature du Tabes*, paru dans le journal la *Syphilis*, en janvier 1905. Comme argument original, nous ne retiendrons que celui de Virchow qui, à la Société de médecine berlinoise de juillet 1898, dit qu'on devrait montrer la fréquence du tabes chez les syphilitiques, pour bien montrer le rôle important de la syphilis sur l'autre maladie. Reumont et Lewin ont fait des statistiques à ce sujet : l'un, sur 3.400 syphilitiques, ne trouva que 3,28 pour 100 des cas, les symptômes d'une affection médullaire; et l'autre, sur 800 malades, n'en aurait vu que 5 revenir pour une affection des centres nerveux.

Mais d'une rareté de forme nosologique, on ne peut nier son existence : les encéphalopathies saturnines sont rares, dans la proportion de 1, peut-être, sur 100 mala-

des intoxiqués par le plomb. En nie-t-on pourtant l'étiologie plombique ?

Un argument pourrait paraître plus sérieux. Pour-
quoi, si l'on admet même les proportions de 93 pour 100,
données par Fournier, ne retrouve-t-on pas la syphilis
dans le 7 pour 100 des cas qui reste ? C'est à ceux qui
l'invoquent que nous avons cherché à répondre dans ces
pages, en leur montrant la possibilité de syphilis ignorées, dont la réalité est démontrée par des faits d'accidents indiscutablement syphilitiques, d'accidents tertiaires survenant au cours d'un tabes, chez des sujets
n'ayant jamais constaté, jusque-là, de manifestations
syphilitiques, primaires ou secondaires.

Et si nous tenons à insister particulièrement sur cette
nature spécifique du tabes, c'est que, pour nous, le traitement prime toutes les autres questions relatives à la
maladie et que nous serions heureusement récompensé
de nos efforts, si nous parvenions à donner à quelques
malheureux un soulagement que seul peut donner un
traitement précoce, énergique et méthodiquement entre-
pris.

CHAPITRE II

CE QU'EST LA SYPHILIS IGNORÉE — SES CAUSES

Bien vieille est l'histoire de la syphilis ignorée, et si nous-même, en présence de manifestations secondaires évidentes, avons souvent tant de peine à dépister l'accident primitif, Ricord (*Leçons sur le Chancre*) et Rollet (*Traité des Maladies vénériennes*) avaient, depuis longtemps, insisté sur ce point. C'est surtout à Fournier que revient l'honneur d'avoir approfondi la question.

Dans ses leçons, il y revient fréquemment (*Syphilis et Mariage; Ataxie locomotrice ; Leçons sur la Syphilis chez la femme*). En 1880, il inspire la thèse de Jumon (thèse, Paris, 1880). Il y revient dans une clinique du 3 décembre 1897. Ses idées sont encore exposées dans le travail de Mme Levin (thèse, Paris, 1897-1898). En 1899, il consacre à cette question de longues pages dans son *Traité de la Syphilis*.

Raymond cite le cas d'une femme où, malgré l'interrogatoire le plus minutieux, rien ne put révéler une syphilis, que dépista seule une perforation palatine chez sa petite fille.

En 1898, Viannay publie son travail sur *La fréquence des lésions tertiaires sans antécédents chez la femme,* dans les *Annales de Dermatologie*, 1898. Ses conclusions sont que, dans plus de la moitié des cas, il faut s'attendre à un résultat négatif.

Drevon y fait allusion dans sa thèse sur le traitement du tabes, 1905.

Moutot dit, dans le *Bulletin Médical*, du 17 février 1906:

« Alors même qu'il n'est pas d'anamnèse syphilitique chez un tabétique, qu'il ne présente pas de lésion tertiaire coexistante, il ne faut jamais rejeter la possibilité d'une syphilis antérieure. »

Et cette opinion ne nous étonnera pas quand nous saurons combien facilement la vérole peut passer inaperçue.

La localisation du chancre peut d'abord prêter à de regrettables confusions. En l'espèce, la véritable difficulté, pour le médecin, n'est pas de reconnaître le chancre, quand il y pense, mais d'y penser. (Voir Fournier, *Chancres extra-génitaux*, Paris, 1897.) N'avons-nous pas vu, dans le service du professeur Nicolas, un chancre du gros orteil, chez un soldat, produit par un soulier contaminé, ou cité par le professeur Rollet, un chancre développé sur l'occiput, autour d'une dent implantée dans le cuir chevelu du malade pendant une rixe ?.

Si, chez l'homme, on arrive à rencontrer la série morbide 18 ou 19 fois sur 20, chez la femme, il en est autrement. Les raisons en sont qu'elle est relativement peu renseignée pour tout ce qui touche à la vérole, soit par ses lectures ou ses conversations. Moins défiante que l'homme, elle la laisse plus facilement passer inaperçue. Il lui est difficile, d'ailleurs, de pouvoir examiner commodément ses régions génitales et bien de petites érosions suspectes peuvent passer inaperçues. Chez elle, de nombreux accidents, tels que les troubles nerveux, n'ont pas un cachet vénérien.

Enfin elle est, par nature, portée à la dissimulation, et certaines raisons, d'ordre moral, la conduisent à mentir souvent, contre toute évidence. « Cinquante fois par année, pour le moins, dit Fournier (*Traité de la Syphilis*, vol. I, page 788), il nous arrive de recevoir dans nos services des femmes affectées d'accidents syphilitiques secondaires ou tertiaires, mais disant n'avoir jamais rien eu au préalable. Ces femmes mentent-elles ? Quelquefois oui et j'en ai la preuve. Cependant, le mensonge n'est pas le fait le plus commun en pareil cas, j'en suis persuadé. Plus souvent, ces femmes pèchent par ignorance. Ou bien, elles répondent sans trop comprendre ce qu'on leur demande, ou bien elles ont eu la vérole sans se rendre compte, au juste, de ce qu'elles avaient, sans le savoir même, ce qui n'est pas impossible. »

La faute, quelquefois, est imputable au médecin, qui n'apporte pas toujours une méthode et une rigueur suffisantes dans la recherche des antécédents et qui évite d'autant moins cet écueil, que souvent « la syphilis, en maintes et maintes occasions, ne s'accuse, à un moment donné, que par des phénomènes d'ordre commun, sans manifestations propres », tels que névralgies faciales, sciatique ou iritis.

Il peut arriver que, malgré la présence de quelques manifestations secondaires ou tertiaires, on ne puisse remonter à l'origine. Mais dans ce cas, malgré les allégations du malade, le diagnostic doit être maintenu d'une façon générale.

La vérole, en effet, peut être niée sciemment, de bonne foi, soit par honte, intérêt, soit que le malade redoute une indiscrétion ou craigne d'apporter le trouble dans son ménage, souvent sans raison, surtout chez la femme, dans les circonstances les plus graves, où un aveu eût pu mettre sur la voie pour instituer un traitement plus approprié, d'où dépendait le salut du malade. Fournier cite le cas d'une malade déclarant n'avoir jamais eu « de mauvais mal ». Or, il se trouva, renseignements pris à des sources authentiques, que cette malade si innocente était entrée déjà sept fois à Lourcine pour des accidents de vérole confirmée.

Malheureusement, c'est souvent de bonne foi que les malades nient leurs antécédents spécifiques. L'expérience en est formelle et les raisons s'en devinent aisément. Le chancre peut passer inaperçu parce qu'il ne siège pas dans la région génitale et qu'il est pris pour une ulcération quelconque; n'étant pas douloureux, ordinairement, des sujets peu soucieux de leur personne ne s'en préoccupent guère.

Les accidents secondaires peuvent être bénins, les éruptions cutanées ne provoquant ni prurit, ni douleur, l'éruption pouvant être rapportée, comme nature, à une éruption vulgaire « âcretés d'humeurs, éruptions printanières, révolution de sang ».

Les affections des muqueuses sont rapportées à autre chose. Les plaques muqueuses de la bouche sont rapportées à des brûlures de cigares ou cigarettes chez les fumeurs, à des aphtes, de l'herpès; celles des amygdales à des angines, des maux de gorge vulgaires. Les céphalées deviennent des migraines, les adénopathies sont indolentes et ne comptent pas comme symptôme spécial; quant à l'alopécie, qui frappe davantage l'imagination et passe moins souvent inaperçue, les causes ne manquent pas pour en invoquer l'origine, sans pour cela remonter à la syphilis; les douleurs des articulations sont mises sur le compte, généralement, des rhumatismes qui ont si souvent à encaisser l'origine de symptômes douloureux, qu'on ne prend guère soin d'examiner.

Nous ne nous arrêterons guère à la syphilis conceptionnelle, dont la notion devient de jour en jour plus importante. Si, comme l'indiquent les lois de Propheta et de Colles « une mère, quoique saine en apparence, peut nourrir son enfant, syphilitique avéré, sans crainte de la contagion », c'est qu'elle est déjà contaminée. Il en est de même, d'ailleurs, d'un enfant apparemment sain, né de mère syphilitique. Comment, plus tard, se rendre compte de ces syphilis, si l'on n'a pas affaire avec des malades éclairés, qui nous renseignent parfaitement sur leur histoire.

En somme, négation de la syphilis à bon escient ou par ignorance, extra-génitalité de l'infection et du chancre, bénignité de l'étape secondaire, syphilis conceptionnelle et héréditaire, considérations morales, comme par exemple, honnêteté présumée de la femme, par qui la vérole est communiquée, telles sont les grandes raisons qui peuvent faire ignorer une cause dont l'importance est pourtant si grande pour le traitement à venir.

Quant au degré de fréquence de ces syphilis ignorées, nous pouvons nous en rendre compte, par une statistique de Fournier, portant sur 4.257 cas, et se décomposant ainsi :

Nombre de cas de syphilis tertiaires chez l'homme. . 3862
—   —   —   —   chez la femme..   395
                     Total. 4257

Nombre de cas où les manifestations primaires étaient ignorées :

Chez l'homme . . . . 120 cas
Chez la femme. . . . . 71 —

Ce qui fait, comme proportion, que la syphilis est ignorée dans les 3/10 pour 100 des cas, chez l'homme et les 17,9 pour 100 des cas chez la femme.

Cette ignorance, d'ailleurs, varie suivant les milieux; elle existe au minimum dans les classes aisées, bourgeoises ou aristocratiques, où un souci plus constant de leur état corporel, des lectures et des conversations plus instructives, un esprit plus ouvert, permet mieux de se rendre compte du mal. Il en est autrement dans les basses classes, et combien, souvent, n'arrive-t-il pas, dans les consultations gratuites des cliniques, qu'on révèle à des malades venus pour autre chose la présence d'un chancre dont ils sont porteurs et qu'ils n'auraient jamais soupçonné.

Ces quelques notions nous montrent bien qu'il ne faut pas conclure, de ce qu'on ne la retrouve pas, à la non-existence de la syphilis chez un sujet. Car, avec toutes les difficultés que nous connaissons de la recherche, on peut toujours avoir affaire à une syphilis ignorée. Et ce qui vient nous confirmer notre opinion, en ce qui concerne le tabes, c'est qu'il existe, dans la littérature, un

certain nombre de cas où, seules, chez des tabétiques
avérés, des manifestations tertiaires ont pu révéler une
syphilis, qui eût passé inaperçue sans elles, soit qu'elles
ne se soient pas produites, car nous savons tous que le tertiarisme n'est pas l'aboutissant fatal de la maladie, soit
que les malades aient succombé avant leur apparition
au cas où elles eussent dû accompagner la syphilis chez
ces sujets. C'est ce qui serait arrivé dans les cas que nous
rapportons, car nous verrons que dans quelques-uns, le
tabes s'est montré bien avant les accidents tertiaires, à
côté d'autres où, il est vrai, tabes et tertiarisme se sont
développés presque en même temps, ont été contempo-
rains.

Quant aux accidents tertiaires que nous retrouverons,
nous verrons qu'ils ne s'associent guère avec le tabes,
dans un ordre de préférence marquée. Dans les 81 cas
de lésions tertiaires coexistant avec le tabes, qu'a réunis
Dubois, nous trouvons qu'ils se suivent à peu près dans
le même ordre de fréquence : 23 fois, il y a des accidents
cutanés muqueux, syphilides cutanées à types divers
(papuleux, circiné, tuberculeux, psoriasiformes, ulcé-
reux), de siège variable (mains, pieds, visage, nez, cuir
chevelu, syphilides muqueuses de la bouche, de la muqueuse nasale); 6 fois, ce sont des gommes du tissu cel-
lulaire sous-cutané: 8 fois, se trouvent des exostoses;
4 fois de la périostite gommeuse; les lésions du testicule
se rencontrent 6 fois: les accidents de la langue 5 fois;
2 fois, ce sont des accidents oculaires (chorio-rétinite) et
1 fois on note une gomme musculaire.

CHAPITRE III

SYNTHÈSE DES CAS DE LITTÉRATURE — OBSERVATION PERSONNELLE

C'est au début de l'histoire du tabes qu'il nous faut remonter pour trouver la première observation relative à notre sujet. Wirchow cite un cas, en effet, en 1864, où à l'autopsie d'une tabétique on retrouva une cicatrice à l'entrée du vagin et une gomme dans le muscle long dorsal. Il avoue que l'anamnèse laisse beaucoup à désirer, mais que les lésions sont des bases suffisantes pour faire penser à la nature syphilitique de la sclérose des cordons postérieurs. S'il insiste sur ce fait que l'autopsie révéla la syphilis, c'est que celle-ci devait être passée inaperçue du vivant de la malade. L'observation en est intéressante, car elle montre que, même les lésions tertiaires sont parfois ignorées, et ne sont que des trouvailles d'autopsie.

En 1882, Fournier (*De l'Ataxie d'origine syphilitique*) cite bien quelques cas où tabes et manifestations tertiaires voisinent ensemble, sans que l'on voit pourtant que la syphilis soit ignorée.

En revanche, Remak, répondant à Oppenheim, qui, à la Société de psychiatrie et des maladies nerveuses, de Berlin, affirmait n'avoir trouvé qu'une fois sur cent cas, des syphilides tertiaires coïncidant avec le tabes, affirme qu'on a trouvé dans 8 autopsies de tabétiques 3 fois des manifestations nettement syphilitiques. Il n'est pas dit, d'ailleurs, si les sujets avaient présenté des accidents syphilitiques primaires ou secondaires. Mais, comme dans le cas de Wirchow, ces recherches post mortem peuvent le faire supposer.

Il nous faut arriver, en 1885, aux *Leçons sur la période préataxique*, de Fournier, pour trouver des observations détaillées et complètes, intéressant notre sujet. Parmi les 146 observations nouvelles qu'il présente, nous en trouvons 2 où il n'est pas noté d'accidents primaires ou secondaires. Voici ces observations :

Observation CII

H..., 38 ans, prétend n'avoir jamais eu la syphilis, mais se présente, en 1884, avec une syphilide tuberculo-ulcéreuse aussi typique, aussi irrécusable que possible.

En outre, il porte dans le dos une vaste cicatrice qui, indubitablement est la trace d'une lésion gommeuse qui s'est produite de 1882 à 1883. En 1870, début du tabes par une paralysie oculaire qui a duré un an : accidents vertigineux à répétition fréquente ; étourdissements avec imminence de chute. Un peu plus tard, accidents articulaires mal déterminés, gonflement des genoux et de plusieurs articulations. Les années suivantes, troubles de la marche, faiblesse des jambes, incorrection des mouvements. En 1879, le malade en arrive à ne plus pouvoir marcher que comme un homme ivre, titubant à chaque pas et obligé d'examiner le sol pour savoir où il mettrait le pied. Troubles urinaux de temps en temps, incontinence d'urine, mais se bornant à l'issue involontaire de quelques gouttes. Débilité génitale. En 1884, malade absolument ataxique, avec cette particularité que les réflexes, à cette époque, étaient extrêmement exagérés.

Observation de la note IX (page 379).

C. J..., 43 ans, serrurier. Entré à l'hôpital Saint-Louis le 12 avril 1884. Syphilis ignorée, ou du moins inavouée. Présente à son entrée les symptômes suivants :

1° D'une part, antécédents de vertiges, au point qu'il allait dans les rues comme un homme ivre, qu'il chancelait, trébuchait et que plusieurs fois il serait tombé s'il n'avait trouvé à temps un point d'appui.

2° D'autre part, abolition complète, absolue, des réflexes rotuliens.

3° Signe de Romberg extraordinairement accentué; si on fait tenir le malade debout, les yeux fermés, il oscille, chancelle et tomberait si l'on n'avait la précaution de le soutenir ; tout son équilibre est troublé par le fait de l'occlusion des yeux.

4° Signe du cloche-pied non moins démonstratif, même les yeux ouverts, le malade ne peut se tenir en équilibre sur un seul pied, voire un instant.

5° Enfin, troubles urinaires : miction difficile, lente, incontinence intermittente. Plusieurs fois, dans ces derniers temps, il est arrivé au malade d'uriner au lit la nuit.

Le tabes constaté, nous recherchons la syphilis. Or, le malade nie la syphilis; jamais il n'a eu, dit-il, le moindre accident vénérien. Et cependant, l'existence de la syphilis s'atteste sur lui par des témoignages précis et formels, à savoir :

1° Cicatrice large et profonde occupant tout le dos du nez et s'étendant jusqu'à la région intersourcilière. Cette cicatrice est déjà presque significative par son siège et son aspect, mais, en outre, le malade apprend ceci : il s'est produit, il y a quinze mois environ, un bouton croûteux qui s'est élargi en déterminant une plaie creuse, recouverte d'une grosse croûte noirâtre; traitée par le mercure, cette lésion, jusque-là progressive, s'est rapidement guérie.

2° Ulcération nasale avec perforation de la cloison. Le malade accuse un écoulement nasal qui s'est produit depuis peu de temps. Il nous est facile d'apercevoir une ulcération qui occupe la cloison des fosses nasales, à la distance de deux centimètres environ des narines. En outre, un stylet pénètre librement à ce niveau, d'une fosse-nasale à l'autre, du côté opposé.

3° Syphilis héréditaire constatée sur les enfants du malade. A eu quatre enfants, le premier et le quatrième sont morts, l'un à 5 ans, l'autre à 7 mois ; les deux autres sont vivants, mais l'un d'eux, âgé de 14 ans, porte une syphilide tuberculo-ulcéreuse, à marche excentrique, sur le mollet gauche, l'autre a des érosions dentaires en sillon et une saillie considérable et irrégulière de la bosse occipitale.

Les cas rapportés en 1887 par Mayer, en 1889 par Strümpell, par Erb en 1891, ne sont pas assez explicites et pas assez détaillés pour savoir s'il y avait syphilis ignorée dans leurs observations, de coexistence avec le tabes de lésions tertiaires. Kalisher, en 1897, dans les *Annales* de la Société berlinoise de Dermatologie, mai 1897, rapporte l'observation suivante :

F..., 53 ans. Syphilis ignorée dans les accidents primitifs et secondaires, mais probable vers 1864 (mariage, fausse couche). En 1885, douleurs rhumatoïdes. En 1888 apparurent, sur les avant-bras, des taches brunes, comme des éphélides ; on les prit d'abord pour des troubles tropho-nerveux ; il s'agissait en réalité d'une syphilide papuleuse. En résumé, tabes il y a treize ans, syphilides il y a dix ans.

Nous notons deux nouveaux cas dans le travail que publie M. Viannay, en 1898, dans les *Annales de Dermatologie et de Syphiligraphie*. Voici ces observations telles qu'elles sont rapportées dans la thèse de Dubois :

Observation I

F..., 42 ans. Syphilis ignorée; mariée, cinq enfants, dont deux morts, l'un à 3 mois, l'autre à 4 mois, de maladies aiguës. Pas de fausse couche. Aucun antécédent. Ulcérations tertiaires de la jambe et de la cuisse gauche, au voisinage du genou. Prétabes (pas d'autres renseignements). Guérison par le traitement des accidents tertiaires.

Observation II

F..., 62 ans. Syphilis ignorée. Veuve. Ménagère. Ulcérations tertiaires de la jambe. Aucun antécédent. Huit enfants, dont le deuxième mort à 2 ans. Une fausse couche à deux mois, après son premier enfant.

Dans les observations de Gasne, publiées en 1901, dans la *Société de Neurologie*, nous relevons l'observation d'une sage-femme de 30 ans, qui ne se rappelle aucun antécédent syphilitique. Il est vrai que de 20 à 26 ans, elle a souffert d'angines violentes ? et qu'à 20 ans elle a fait une fausse couche suivie de métrite. En 1894, apparaissent les premiers phénomènes de tabes, qui sont confirmés en 1901 (douleurs lancinantes, soubresauts pendant la marche, puis décollement des jambes, troubles de la sensibilité cutanée. Romberg et Arquyll-Robertson). A la cuisse, coexistence de magnifiques gommes syphilitiques qu'on a dû ouvrir.

L'observation que rapporte le professeur Audry, de Toulouse, dans le *Bulletin* de la Société de Dermatologie, 20 avril 1903, est instructive à cet égard :

X..., femme de 66 ans. Sans antécédent d'aucune sorte. Quatre enfants, encore tous vivants et bien portants. Elle a été trois fois nourrice ; la première fois à l'âge de 22 ans, elle vit tomber ses cheveux. Pas de fausse couche. Mari mort tuberculeux à 35 ans.

Il y a sept ans, douleurs dans les membres, qualifiées de rhumatismales. Un peu plus tard, chute brusque, sans perte de connaissance, la malade peut se lever immédiatement. A 61 ans, strabisme externe de l'œil gauche, survenu brusquement, et suivi de diplopsie, douleurs fulgurantes. Apparition d'un érythème circiné ; elle vint à ce moment à la consultation de la clinique ; la lésion cutanée fut reconnue syphilitique. Elle entra à la clinique en janvier 1903 avec un érythème circiné tertiaire, qui persiste depuis cinq ans et n'a entraîné ni ulcération, ni même de notable altération épidermique. Tabes confirmé ; strabisme interne, douleurs fulgurantes, douleurs des reins et en ceinture, algies musculaires.

Romberg, abolition des réflexes rotuliens, ataxie très marquée des membres inférieurs, au point que la malade ne peut marcher sans soutien. Le 10 janvier 1903, début du traitement : friction quotidienne avec six grammes d'onguent napolitain, iodure de K. six grammes par jour. Bains. Le 11 janvier, l'érythème est profondément modifié ; le 20 janvier, il est à peu près disparu. Au bout d'un mois, peau redevenue complètement normale, cessation complète de toutes les douleurs, amélioration extraordinaire de la marche, la malade déclare qu'elle ne marche plus « sur de la laine », mais bien sur le plancher ; elle déambule sans soutien, sans canne ; elle jette encore la jambe, mais beaucoup moins. Elle peut se tenir immobile sur ses deux pieds joints, les yeux ouverts, et même quelques secondes les yeux fermés. Elle se retourne au commandement d'une façon un peu gauche, mais sans tomber, sans difficulté. Elle dit y voir mieux (?), pupilles plus dilatées. La malade quitte le service le 30 mars, à ce moment, toutes les améliorations se maintenaient, mais les progrès étaient à peu près stationnaires.

Nous ne trouvons qu'un cas se rapportant à notre sujet

dans l'étude sur le liquide céphalo-rachidien des tabétiques de Milian.

OBSERVATION XVII

B..., 37 ans. Prétabes. Syphilis inconnue, mais leucoplasie linguale.

29 juillet 1902. — Mal perforant du pied droit ; réflexe achilléen disparu à droite.

C'est à l'accident de leucoplasie linguale qu'on a dû de dépister ici la syphilis.

Nous trouvons à glaner de plus amples renseignements dans la publication de Dalous (*Revue de Médecine*, 1904). Il cite les observations, que nous avons déjà rapportées, de Viannay, Gasne, Kolisher, Milian et publie celles-ci, qui lui sont personnelles :

OBSERVATION I

X..., 43 ans. Musicien. Nie absolument la syphilis : avoue des excès de coït. Marié, deux fausses couches chez sa femme. A été depuis sept à huit ans en traitement dans les différents services de l'hôpital pour un tabes déjà complètement confirmé (nous l'avons vu pour la première fois il y a quatre ans). Douleurs fulgurantes, anesthésie plantaire, agénésie, troubles de la miction, ataxie de la marche et des mouvements des membres supérieurs. Abolition des réflexes rotuliens et achilléens. Signes de Romberg, d'Argyll-Robertson. Il y a quatre ans, les troubles vésicaux furent améliorés par la suspension.

Ce malade est venu à la consultation le 15 juin, pour nous montrer des lésions cutanées remontant à quelques semaines. Au niveau de la partie antérieure et supérieure du moignon de l'épaule droite, existe une syphilide superficielle circinée, presque purement érythémateuse, à peine recouverte de croûtes légères et dont la nature ne permet aucune incertitude.

On prescrit un traitement spécifique mixte (frictions, KI); le malade n'a pas été revu depuis.

OBSERVATION II

X..., 45 ans. Rien d'important à signaler dans ses antécédents. Notre interrogatoire, au point de vue de la syphilis, ne nous révèle absolument rien. Mariée, jamais de grossesse.

Douleurs lancinantes avec sensation de faiblesse depuis trois ans environ ; la malade, ayant fait quelques chutes par dérobement subit de ses jambes, n'osait presque plus sortir seule. Sensations vertigineuses. Bourdonnement continuel dans les deux oreilles. Abolition des réflexes rotuliens. Signe de Romberg. Myosis des deux côtés. Fourmillements dans la sphère du cubital gauche. Pas d'ataxie.

Au mois de décembre 1902, elle présente quelques signes d'une laryngite légère, qui, au lieu de rétrocéder rapidement, comme nous l'espérions, s'aggrava au point que la malade, devenue aphone, resta pendant cinq jours en imminence d'asphyxie et de trachéotomie ; tirage sus et sous-sternal, dyspnée extrême, avec paroxysmes et cyanose. Silence respiratoire dans les deux poumons. Nous pensâmes à un obstacle glottique, dont nous n'avons réussi à connaître la cause que le deuxième jour de la maladie. A l'examen de la région antérieure du cou, la malade accusa une douleur au niveau du tiers interne de la clavicule droite.

Nous avons trouvé à ce niveau l'os augmenté de volume ; cette exostose existait depuis un mois environ, douloureuse seulement à la pression et bien rarement d'une façon spontanée, dans tous les cas, douleurs modérées ; elle avait évolué sommairement sans cause apparente. Pensant alors à une exostose syphilitique (malgré l'absence des antécédents chez la malade et son mari), nous avons prescrit KI. Progressivement, la dyspnée disparut, mais l'aphonie persista. L'examen laryngoscopique fut impossible à cause de l'hyperesthésie pharyngée.

Sous l'influence de KI et de deux injections de calomel de 5 centigrammes, la voix revint et les quintes de toux nocturnes disparurent.

Après avoir terminé sa nomenclature, Dalous insiste, avec raison, sur « l'apparition de ces accidents dénonciateurs », et dit que le pourcentage des statistiques de Fournier (93 pour 100) et de Déjerine (97 pour 100) pourrait encore être supérieur, en tenant compte des syphilis méconnues, ignorées et même niées.

La statistique s'enrichit, en 1905, du cas non moins intéressant de Gaucher, Fournier et Touchard :

OBSERVATION

Il s'agit d'une femme de 45 ans, atteinte de tabes, entrée salle Henri IV, à l'hôpital Saint-Louis. Le début semble remonter à quatre ans environ, époque à laquelle survinrent des douleurs fulgurantes dans les jambes. Actuellement, le diagnostic de tabes n'est pas douteux ; à l'abolition du réflexe rotulien, au signe d'Argyll-Robertson, aux douleurs fulgurantes, s'ajoutent un peu d'incoordination motrice, pendant les mouvements d'épreuve, et du ptosis intermittent de la paupière supérieure. Il existe enfin une zone d'anesthésie à distribution radiculaire sur les faces antérieure et postérieure du thorax. Chez cette malade, la syphilis est non seulement ignorée, mais n'a donné lieu à aucun accident pathologique antérieur, qui puisse la faire soupçonner.

Or, il y a quatre mois, survint, au niveau de l'appendice xyphoïde, une tuméfaction cutanée qui grossit lentement, sans douleur, s'ouvrit spontanément il y a un mois, laissant s'écouler une petite quantité de liquide jaunâtre épais. En un mot, il s'agit d'une gomme syphilitique, que son aspect clinique suffirait suffisamment à caractériser, encore qu'elle ait été rapidement cicatrisée par un traitement approprié (injections sous-cutanées de 2 centigrammes de benzoate de Hg ; KI 2 grammes par jour).

Le 21 novembre 1905, M. Nicolas et M. Moutot, son interne, publient à la Société médicale des hôpitaux de Lyon, l'observation suivante, relevée à la clinique des maladies cutanées et vénériennes de l'Antiquaille.

OBSERVATION

Diagnostic et résumé : syphilis ignorée, tabes, arthropathie tibio-tarsienne droite. — Wesphall-Romberg. Gomme syphilitique de la région trochantérienne en évolution.

T..., 42 ans, comptable, est envoyé dans la clinique médicale du professeur Bondet, à la clinique des maladies cutanées et vénériennes, pour une gomme trochantérienne en évolution (le diagnostic de tabes avait aussi été porté).

Antécédents héréditaires. — Père mort à l'âge de 45 ans, d'accident, mère vivante, 72 ans, bien portante, jamais de fausses couches, quatre frères et deux sœurs, tous vivants, aucune hérédité nerveuse, directe ou collatérale.

Antécédents personnels. — Aucune maladie dans l'enfance, a fait son service militaire à Lyon, n'a jamais eu d'affection vénérienne. A exercé la profession de comptable, est maintenant cultivateur. Pas d'œnilisine, ni d'alcoolisme. Nie absolument toute blennorhagie et toute syphilis. Celle-ci a passé complètement inaperçue. Le malade n'a jamais constaté la présence d'aucune ulcération de la verge ou de la région génitale. Jamais de gros boutons à la lèvre, jamais d'adénopathie inguinale ; à aucune période il n'a eu d'éruptions cutanée ou muqueuse, jamais de période de céphalée ou nocturne ou diurne, jamais de chute de cheveux, jamais d'angine avec disphagie prolongée. Jamais de douleurs ostéocopes.

Il vient à l'hôpital pour une déformation de l'articulation tibio-tarsienne droite et une ulcération de la région trochantérienne du même côté. Le 14 juillet dernier (1905), le malade laisse tomber sur son cou-de-pied droit une chaîne de charrue qu'il tenait à la main. A la suite de ce traumatisme, minime sans doute, puisqu'il n'éprouva pas une douleur bien vive, il vit se produire un gros gonflement de sa cheville, deux heures après. Une fois installée, la tuméfaction a persisté, toujours sans douleur, d'abord très tendue, avec sensation de liquide, elle s'est peu à peu transformée en la tumeur dure, qui existe actuellement. Avant cela, ne s'était jamais aperçu de rien dans son état de santé, jamais aucune douleur à caractère fulgurant ou en ceinture, aucun trouble de la marche, aucune maladresse des membres, aucune crise viscérale, pas de troubles génito-urinaires, pas de troubles sensoriels.

De plus, en août dernier, le malade a senti un petit bouton sous la peau, dans la région trochantérienne droite ; ce bouton a augmenté progressivement de volume, en restant indolore. Il a atteint le volume d'un petit œuf de pigeon, puis, à une époque que le malade ne peut préciser, s'est ulcérée en trois points. Le malade ne sait si ces ulcérations ont été simultanées ou successives ; dans ce cas, elles se seraient suivies de très près. Il s'est écoulé par ces orifices du pus, dit-il, mais quand on lui en fait donner les caractères, il parle de liquide gommeux, blanchâtre, ressemblant parfois à de la cervelle. Ces ulcérations se trouvent dans une région qui n'est pas visible directement pour lui, il ne peut donner de renseignements sur leur aspect. Depuis, la réparation s'est faite, et elle est presque complète.

Actuellement (13 novembre 1905), c'est un malade âgé de 42 ans, il a toute sa conscience et répond bien aux questions qu'on lui pose. Cependant, il a un très léger embarras de la parole, qui ne date, dit-il, que de ces six derniers mois. Il présente une grosse déformation de l'articulation tibio-tar-

sienne droite ; celle-ci a subi un élargissement considérable :
3 centimètres de diamètre dans le sens transversal, comme
si la mortaise tibio-péronière et le tenon astragalien s'étaient
écrasés l'un contre l'autre.

Toute la tuméfaction est d'une dureté osseuse, et n'est pas
uniformément répartie. C'est ainsi que la partie antéro-interne
de l'astragale présente un gros gonflement du volume d'une
mandarine. Malgré cette déformation, tous les mouvements
articulaires sont conservés. Aucune gêne de la marche. Pas
de mouvements anormaux possibles, de l'articulation. Tuméfaction absolument indolore, tant dans les mouvements spon-
tanés que provoqués. Le malade ne s'est jamais aperçu qu'il
eût une démarche un peu vascillante ou hésitante, cependant,
à l'examen, ont trouve de l'incoordination motrice des membres supérieurs et inférieurs. Il ne peut porter correctement
un doigt sur le nez, où, étant en décubitus dorsal, le talon
sur le genou opposé. Dans la marche au commandement, il
vascille en se retournant. Romberg très net. Les pupilles sont
très paresseuses et réagissent très mal à la lumière.

Abolition des réflexions rotuliennes des deux côtés. Pas de
troubles sensitifs, objectif, ou subjectif.

En outre, le malade est porteur, au niveau de la région
trochantérienne droite, d'une cicatrice étoilée, en forme de
trèfle. La foliole moyenne est supérieure, les deux latérales,
inférieures ; elles convergent et se confondent vers leur centre.
Les folioles moyenne et latérale interne sont complètement
cicatrisées, avec cicatrice très déprimée, blanchâtre, brillante,
entourée d'un liseré périphérique de deux à trois millimètres,
pigmentée en brun. La foliole externe porte encore une petite
ulcération de la grandeur d'une pièce de vingt centimes, ulcération à bords taillés à pic, ne présentant pas de trajets fistu-
leux, souvent récouverte d'une croûte bleuâtre. Celle-ci enle-
vée, fond grisâtre, d'où sort un liquide bourbillonneux. La
région cicatricielle est nettement imurée, mais se mobilise
parfaitement sur le plan osseux profond et ne semble pas
contracter d'adhérences avec lui. Jamais de douleur dans

l'évolution de la tumeur. Ganglions inguinaux droits, un peu plus gros que les gauches, roulant bien sous le doigt.

Pas de cicatrice ni induration anciennes sur les organes génitaux ou les lèvres. Aucun autre accident syphilitique, pas de traces de syphilis héréditaire.

28 novembre 1905. — Le malade est soumis au traitement spécifique avec injection quotidiènne de biodure de Hg, à 2 centigrammes.

6 décembre 1905. — La cicatrisation est presque complète. Apparition de crises pharyngées.

Nous ne ferons que signaler l'observation de Massary (*Presse Médicale*, 1905), où coïncident un tabes et une aortite qualifiés de spécifiques, sans autres manifestations tertiaires : la syphilis était ignorée.

Voici, maintenant, notre observation personnelle, telle que nous l'avons relevée dans le service de M. le professeur Nicolas :

Diagnostic et résumé : *Syphilis tertiaire en évolution (gommes, syphilides tuberculo-ulcéreuses). Interrogatoire négatif. Tabes.*

V... Marie, 55 ans, entre à l'hôpital Saint-Pothin (clinique des maladies cutanées et vénériennes) pour une affection cutanée, dont le début remonte à 18 mois environ.

A cette époque, la malade présente dans la région claviculaire, vers l'extrémité de la clavicule et de la première côte droites, une tuméfaction, d'abord profonde, sans modifications cutanées à la surface. Peu à peu, cette tuméfaction s'accompagne de rougeur de la peau, se ramollit et, quatre à cinq mois après le début des accidents, il se fait, au sommet de cette tuméfaction, une petite ulcération. Par l'ouverture, s'écoule un liquide puriforme et un peu de sang. La malade continue à entretenir la suppuration par l'emploi de topiques variés.

En mai 1906, la malade s'aperçoit parfaitement qu'elle est

porteur, dans la région dorsale, entre la colonne vertébrale et l'omoplate, d'une sorte de furoncle volumineux, très peu douloureux. Ce prétendu furoncle ne tarde pas à s'abcéder, donnant issue à un écoulement sirupeux, gommeux, et à un peu de sang, évoluant pareillement à la tuméfaction qui était apparue dans la région claviculaire. La tuméfaction s'est peu à peu affaissée, mais il a persisté, à son niveau, un placard croûteux, de l'étendue d'une pièce de deux francs.

Enfin, plus récemment encore, il y a quatre mois environ, a débuté une tuméfaction siégeant au niveau de la région sus-acromiale gauche. Cette tuméfaction, du volume d'une petite noix, aujourd'hui nettement ramollie, rouge, adhérente à la peau, a évolué peu à peu avec, au début, intégrité des téguments à son niveau.

Actuellement, la malade est une femme de taille moyenne, amaigrie, mais non cachectique. Les lésions pour lesquelles elle entre à l'hôpital présentent l'aspect suivant :

1° *Au niveau de la partie interne de la clavicule et de la côte droite*, on note l'existence d'un large placard croûteux, allongé transversalement, ayant environ 8 centimètres de longueur, sur 3 de largeur. Ce placard est, par places, principalement sur ses bords, hérissé de croûtes, rupioïdes, dures, de teinte jaune verdâtre. Ce rebord croûteux n'est pas continu. Par places, il est fragmenté et l'on voit sur un point de ce rebord du placard érythémateux et cicatriciel, s'élever, en forme de monticule, une croûte conique, dure et épaisse. Si on enlève cette croûte adhérente, on trouve, au-dessous, une ulcération régulière, arrondie, creusée à pic, profonde, régulièrement évidée, sans décollement des bords. Le fond de ces ulcérations, jaunâtre, luisant, rappelle le fond des gommes. La petite lésion ulcérée a l'aspect caractéristique d'une petite gomme. La partie centrale du placard est représentée par une surface rouge, à épiderme lisse, aminci, et nettement cicatriciel. Le tissu de cicatrice est parcouru par un réseau de petits vaisseaux ténus, arborisés.

En somme, placard d'aspect cicatriciel à sa partie centrale.

ulcéro-croûteux à sa périphérie. En aucun point de ce placard on ne voit de formation rappelant un nodule lupique.

2° Au niveau de la région interscapulaire, entre la colonne vertébrale et la pointe de l'omoplate : le petit placard qui existe à cet endroit est de l'étendue d'une pièce de cinq francs. On put lui distinguer trois zones, assez bien différenciées : une zone centrale cicatricielle squamelleuse ; une zone croûteuse et ulcéreuse ; une zone périphérique en bordure, de teinte rouge, brunâtre, jambonnée.

3° Au niveau de la région acronéale gauche, il existe une tuméfaction fluctuante, ramollie, avec teinte rosée de la peau. Elle a le volume d'une petite noix. Cette lésion s'est développée peu à peu, sans douleurs ; longtemps les téguments sont restés sains à sa surface. Il est à noter qu'il n'existe aucune adhérence de ces placards aux plans profonds, osseux, sous-jacents.

Antécédents. — L'histoire de la malade est la suivante :

Dans son interrogatoire, on ne trouve pas trace d'un accident primitif ou d'accidents secondaires. Elle a eu deux grossesses, pas de fausses couches. Elle ne s'est jamais aperçue de chute de cheveux, n'a jamais eu de maux de gorge prolongés. Son mari est mort diabétique à 69 ans.

Depuis quatre ans, elle accuse de fréquentes céphalées, qui ne sont pas à prédominance nocturne, très intenses. Depuis cette époque, également, douleurs très intenses au niveau des bras. Ces douleurs, que la malade compare à des sensations de broiement, de déchirures osseuses, affectent un caractère nocturne et provoquent l'insomnie.

Depuis deux ans, à ces douleurs fixes, se sont ajoutées des douleurs brusques, parcourant le membre inférieur en éclairs et du type fulgurant le plus net.

A signaler également, il y a douze ans, des accidents péritonéaux, de nature indéterminée, à la suite de suppression de règles (peut-être hématocède).

A deux reprises, il y a deux ans, la malade prétend avoir eu des hémoptysies précédées de quintes de toux violentes, persistant quatre à cinq jours, avec dyspnée violente l'obligeant de rester assise dans le lit. C'est une malade nerveuse, ayant eu, dans sa jeunesse, des crises hystériques fréquentes.

L'examen des organes ne révèle, du côté des poumons, qu'un peu d'emphysème, rien au cœur, de la ptose viscérale et un peu de constipation. Par contre, l'examen du système nerveux révèle de graves désordres :

Signes tout à fait nets de tabes confirmé.

Léger degré d'incoordination des membres inférieurs.

Romberg très net.

Signe d'Agyll-Robertson.

Abolition complète des réflexes rotuliens.

Troubles objectifs de la sensibilité peu accusés : léger retard de perception des sensations, surtout au niveau des membres inférieurs. Quelques erreurs de localisation.

Hyperesthésie, au tact et à la piqûre, au niveau des membres inférieurs, à partir des genoux.

21 novembre. — Les placards de syphilides tuberculo-ulcéreuses sont en voie de cicatrisation. La gomme de l'épaule gauche a diminué des deux tiers.

30 novembre. — Depuis quelques jours, la malade se plaint de douleurs vives, de type fulgurant, au niveau des membres inférieurs : elles apparaissent et disparaissent rapidement, provoquant, au moment de leur apparition, des soubresauts des muscles et des tendons. La malade accuse, en outre, une sensation d'engourdissement des jambes qui sont « comme mortes ». Cette sensation est particulièrement nette pour la jambe gauche.

A l'examen objectif, on note, comme lors du premier examen, des troubles légers de la sensibilité (retard de perception des sensations, hyperesthésie diffuse, etc.). Au niveau de la jambe gauche, il existe une zone où ces troubles sensitifs sont plus accusés. L'anesthésie porte sur tous les modes de la sensibilité, au tact, à la piqûre, au froid et à la chaleur.

Cette zone d'anesthésie occupe un segment de la jambe,

correspondant à peu près au deux tiers supérieurs. L'anesthésie est toujours plus accusée à la face interne.

Céphalées vives.

14 décembre 1906. — Sous l'influence d'un traitement au
pyramidon, les douleurs des membres sont atténuées. Le traitement mercuriel est resté sans effet sur cette atténuation.

31 décembre 1906. — La malade quitte le service. On a fait
sans résultat une ponction lombaire. Les douleurs persistent.
quoique très nettement atténuées par le pyramidon.

La dernière observation que nous donnons est malheureusement incomplète, car n'ayant pu nous procurer
à temps le texte original, nous n'en donnons que l'analyse publiée dans la *Revue Neurologique*, du 15 février 1908. (Cas intéressant de tabes, par V. Buffetti, de
Turin, *Gazetta degli ospedali e delle cliniche*, an XXVII,
n° 229, p. 1351-1360, 27 octobre 1907.)

Il s'agit d'un cas de tabes fruste chez un homme de
60 ans, venu consulter pour une gomme du thorax. Le
diagnostic du tabes fut porté sur le signe d'Argyll-Robertson, une observation de faiblesse des jambes et quelques douleurs fulgurantes. Dans ce cas, la syphilis était
ignorée. L'auteur conclut à l'opportunité du traitement
syphilitique au début. Pour lui, il y a rarement concomi-
tance des accidents tertiaires et du tabes, la prédisposi-
tion individuelle dirigeant tantôt vers l'une ou l'autre de
ces affections.

CHAPITRE IV

Des cas que nous venons de signaler en parcourant la littérature médicale, nous ne retiendrons que ceux où tabes et syphilis sont indiscutables, où les antécédents primaires et secondaires n'avaient pu être relevés, où la vérole n'apparut que grâce à ces manifestations tertiaires. Ces cas sont au nombre de 14, ils sont de Fournier, Kolisher, Viannay, Gasne, Audry, Milian, Dalous, Gaucher, Fournier et Touchard, Nicolas et Moutot, le cas qui nous est personnel, et celui de Vincenzo Buffetti.

Nous ne voulons pas nous arrêter sur les cas d'Erb et celui de Wirchow, où la syphilis fut révélée à l'autopsie, ce qui serait sortir du cadre de notre sujet, en étant d'ailleurs d'un appui indiscutable pour soutenir la théorie syphilitique d'étiologie du tabes, ni celui de Massary, où le tabes coïncide avec une aortite, parce que, pour nous. il n'est pas encore prouvé définitivement que l'aortite soit toujours d'origine spécifique. Il est des cas, également, où, chez des tabétiques, la syphilis n'est révélée que par leurs antécédents héréditaires. (Mario Bertollotti, *Riforma Medica*, 28 janvier 1905.) Comme le remarque l'auteur, on peut très bien, dans ce cas, ne noter que l'étiologie personnelle, et relever des accidents qui peuvent en imposer pour une origine autre que la syphilis : traumatisme, alcoolisme, surmenage.

Quant aux cas que nous rapportons, ils sont démonstratifs, et ne prêtent à aucune objection. Les signes en sont nets, qui dévoilent la spécificité et le tabes, et on ne peut mettre en doute que dans ces cas la syphilis n'ait été dépistée que grâce aux accidents tertiaires. Dans quelques occasions, elle eût pu être soupçonnée, soit que l'on ait pu noter un symptôme isolé, comme de l'alopécie, des angines suspectes, un peu de céphalée nocturne, une fausse couche, soit qu'on ait pu la retrouver dans les antécédents collatéraux (syphilis de l'un des époux). Mais personne ne nous reprochera d'en avoir fait des syphilis ignorées, car on ne peut, sur un symptôme, baser un diagnostic, quand il n'est pas un symptôme cardinal de l'affection considérée et qu'on le retrouve dans bon nombre d'autres maladies.

Ceci exposé, nous croyons que ces observations sont d'un grand intérêt pour contribuer à faire admetre l'étiologie syphilitique du tabes. Rappelons-nous, en effet, que les statistiques publiées auparavant arrivent à nous donner un pourcentage de 97 cas pour 100 parfois (Dejérine). Si nous ajoutons nos cas, nous voyons que nous n'arrivons pas loin d'avoir un rapport de 100 pour 100, ce qui alors, malgré toutes autres preuves, prouverait incontestablement que la vérole est à l'origine du tabes. Considérons, en effet, à quelle époque sont apparus, dans les cas que nous publions, le début de la syphilis tertiaire et le début du tabes. 5 fois, les dates ne nous sont pas données ; des 9 autres, nous avons fait le tableau synoptique suivant, qui fera mieux comprendre notre pensée :

<pre>
Début   Début
du tabes.   des accidents tertiaires.
  —   —

1870 . . . . 1882 (Fournier).
1885 . . . . 1888 (Kalisher).
1894 . . . . 1901 (Gasne).
1896 . . . . 1898 (Audry).
1896 . . . . 1903 (Dalous).
1900 . . . . 1902 (Dalous).
1901 . . . . 1905 (Gaucher, Fournier et Touchard).
1905 (juillet) . . . 1905 août (Nicolas et Moutot).
1903 . . . . 1905 (Observation personnelle).
</pre>

Ce qui fait que nous voyons, en somme, le tabes apparaître toujours avant les accidents tertiaires :

<pre>
1 fois . .   1 mois avant (Nicolas et Moutot).
1 — . .   1 an   —   (Dalous).
2 — . .   2 ans   —   (Obs. personnelle Andry).
1 — . .   3 ans   —   (Kalisher).
1 — . .   4 ans   —   (Gaucher-Fournier et Touchard).
2 — . .   7 ans   —   (Gasne-Dalous).
1 — . . 12 ans   —   (Fournier).
</pre>

Il est, ainsi, facile de nous rendre compte que dans tous ces cas, le malade eût pu succomber après l'apparition de son tabes, à une affection intercurrente, sans que la vérole n'ait jamais été dépistée, puisqu'elle n'est apparue souvent que longtemps après.

Cette recherche est encore instructive dans les statistiques où l'on considère la date respective après le chancre du tabes et des lésions tertiaires. Moutot montre, dans son travail déjà cité, que si la lésion tertiaire peut apparaître au début du tabes, souvent elle ne survient que lorsque celui-ci évolue depuis longtemps. Elle peut apparaître cinq, six, sept, neuf, douze ans et même quinze ans après le début du tabes, comme dans un cas de Fournier, où l'accident cutané est apparu trente ans après le chancre, et le tabes quinze ans seulement. D'ailleurs, dans les cas de coexistence de tabes et de lésions syphilitiques tertiaires, qu'il produit, celle-ci semble apparaître à une époque plus tardive. Nous pouvons donc dire, avec Dubois (*loco citato*) : « Il est bien évident que nos chiffres n'ont qu'une valeur extrêmement relative, parce que nous sommes loin d'avoir des matériaux suffisants pour en tenir un compte rigoureux, au point de vue de la statistique : mais ils nous semblent bien démontrer ce fait que, avant l'apparition souvent tardive et inopinée des accidents spécifiques, bien des cas peuvent échapper aux statistiques, en faveur de l'étiologie syphilitique du tabes. »

Un autre fait qui doit nous frapper, c'est la rareté des accidents tertiaires, au cours du tabes, avec syphilis ignorée. Ces accidents, pourtant, se présentent avec des signes distinctifs suffisamment nets pour que le diagnostic se fasse, et qu'on ne les rattache pas à quelque influence trophique. Un examen attentif ne peut laisser de doute, mais, comme dans les autres manifestations de la vérole, il faut y songer. Ce qui nous expliquerait plutôt que ces faits soient rares, c'est que souvent on voit des syphilides guérir spontanément par l'application de quelques topiques inoffensifs et ce sont autant de cas perdus pour l'observation. D'un autre côté, à mesure que le tabes vieillit, le tertiarisme devient de plus en plus rare, et on a grande chance d'en échapper. Les manifestations tertiaires ne sont pas un aboutissant fatal de la vérole (quoique la statistique n'en ait pas été suffisamment précisée, on sait qu'elle varie entre 3 et 20 pour 100 d'accidents primaires), et les syphilis ignorees sont nombreuses chez des tabétiques qui ont échappé au tertiarisme.

Nous ne voulons pas revenir, à ce sujet, sur la conception de la pathogénie du tabes, car, comme le dit Fournier, « des longues dissertations auxquelles nous pourrions nous livrer à cet égard, il ne sortirait que la démonstration de notre ignorance en l'espèce. Chacun définit la nature du tabes, se la représente à son gré. Je croirais volontiers, pour ma part, qu'il n'est pas sans analogie avec les paralysies diphtéritiques. Mais je suis le premier à convenir que c'est chose bien hasardée, que de parler de toxine d'un microbe, alors qu'on ne connaît pas encore ce microbe.» La récente découverte du *treponema pallidum* n'a pas avancé la question, car toutes les recherches, surtout celles de Marinesco et Minece sont restées négatives en ce qui concerne sa présence au niveau des lésions tabétiques : liquide céphalo-rachidien, cordons et racines postérieures.

Mais ces recherches du microbe de Schaudinn dans les lésions médullaires tabétiques, compliqueraient l'assimilation du tabes aux lésions tertiaires. Or, cela n'est rien moins que prouvé. Le tabes n'évolue pas à la façon d'une lésion tertiaire, et tout fait conclure qu'il est d'origine, mais non de nature syphilitique. Comme le demande Milian, la preuve irrécusable des interprétations pathogéniques, publiées jusqu'à ce jour, serait la production d'une observation cruciale où un symptôme cardinal, signe de Westphall, lymphocytose en particulier, aurait disparu sous l'influence de la cure mercurielle.

C'est justement cette faillite du mercure dans le traitement du tabes qu'ont invoquée les adversaires de l'étiologie syphilitique. Fournier disait lui-même que si, sur mille tabétiques, il en avait guéri un par des injections de calomel, il n'en aurait sûrement pas guéri deux. Sans entrer dans des considérations pathologiques et histologiques, qui nous entraîneraient trop loin, on peut légitimement considérer les lésions de sclérose médullaire, comme des lésions syphilitiques, car ces lésions reproduisent microscopiquement ce que les histologistes ont considéré comme l'apanage de la vérole, mais des lésions de tissu cicatriciel sur lesquelles le traitement n'a aucune prise.

Que l'on trouve une toxine qui, comme l'iodure, exerce une influence curative de premier ordre sur les lésions tuberculeuses, elle pourra guérir les gommes, mais ne pourra rien sur les lésions cicatricielles crétacées du poumon, et ne créera pas de nouvelles alvéoles pulmonaires. Il en est de même pour les fibres nerveuses sclérosées. Nous ne nous étonnerons donc pas que le traitement spécifique a pu guérir les lésions tertiaires et qu'il ait été sans influence sur le tabes, souvent même l'ait aggravé.

S'ensuit-il, pour cela, que le traitement mercuriel doive être abandonné ? A Dieu ne plaise ! si le mercure ne peut ressusciter des fibres sclérosées, ni en créer de nouvelles, s'il ne peut améliorer les symptômes dépendant de la destruction des éléments nobles qui ont été détruits, il peut toujours prévenir la destruction des

fibres encore vivantes, empêcher la production de symptômes plus désastreux encore que ceux qui existent, et
qui sont sous la dépendance des éléments protégés. La
guérison ne sera pas obtenue et le tabétique sera toujours
un infirme. Mais son infirmité eût pu être plus grave, et
c'est au traitement qu'il devra que ce plus grand malheur
lui soit épargné.

D'après Nageotte, d'ailleurs, le tabes n'est pas d'em-
blée sclérosant : « On trouve indéfiniment, au milieu de
la sclérose la plus avancée, des nodules jeunes, formés
de cellules arrondies, attestant qu'il reste toujours des
points en activité. » Rien de plus logique, donc, que de
conclure avec Marie : « Si le traitement n'a aucune action
apparente, quant à une amélioration des symptômes
tabétiques, il n'en faut pas moins le prescrire dans l'espoir d'enrayer le tabes dans sa marche progressive ; dans
l'espoir aussi de mettre le malade à l'abri des autres
lésions de nature syphilitique, qui sont parfois les com-
plications si graves du tabes. »

Le même raisonnement peut se soutenir, si l'on admet
que le tabes est dû à une toxine syphilitique, à la façon
d'un poison diphtéritique. C'est en agissant sur les foyers
mal éteints, qu'on suspendra la marche des lésions, sans
pourtant la faire rétrocéder. Ces considérations théori-
ques s'appuient sur de nombreux cas, car, pour ce qui
concerne la thérapeutique, l'expérience doit toujours
venir appuyer la théorie. Les observations que nous
avons apportées ne sont, il est vrai, guère concluantes
à cet égard, parce que le traitement mercuriel n'a peut-
être pas été institué avec assez d'intensité et assez longtemps. Mais pour ceux qui admettent l'étiologie syphi-

litique du tabes, le vieil adage : *Sublata causa, tollitur effectus*, garde toujours sa valeur. Mais à la façon dont se présentent ici les choses, le traitement syphilitique n'aura d'effet favorable sur le processus tabétique, qu'autant qu'il sera institué plus au début, à la période de formation des lésions, alors que le tissu de sclérose ne sera pas encore constitué, que ce traitement sera suffisamment intensif et méthodiquement poursuivi. Il est difficile, à vrai dire, de bien reconnaître cette période de prétabes, mais comme le conclut Roux, dans la thèse de Drevon (Lyon, 1904), certains symptômes pourraient toujours être améliorés et on ne peut, malgré quelques cas d'aggravation, refuser aux tabétiques le soulagement de leur longue et désespérante affection.

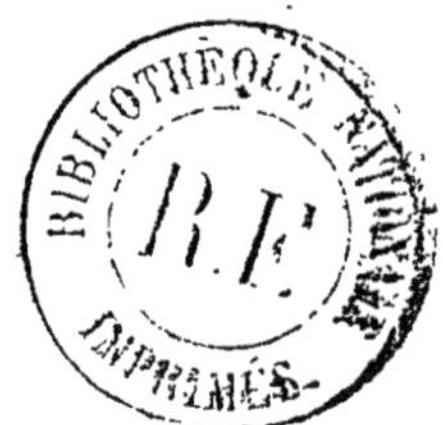

CONCLUSIONS

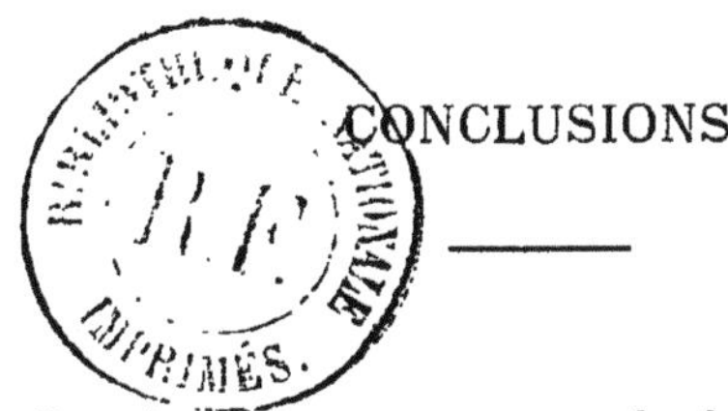

De l'étude que nous venons de faire, il nous semble logique de conclure :

I. — Que des lésions tertiaires de syphilis ignorée apparaissent parfois au cours de l'évolution du tabes, les deux maladies pouvant garder dans leur association leur allure propre et ne se distinguer en rien de ce qu'elles sont à l'état ordinaire.

II. — Que ces manifestations tertiaires, apparaissant au cours du tabes à syphilis ignorée, constituent un argument puissant à invoquer en faveur de la nature syphilitique du tabes, ces cas venant compléter les statistiques déjà si probantes des auteurs qui ont écrit dans ce sens.

III. — Que si l'on ne peut conclure de nos observations à l'efficacité certaine du traitement spécifique, sur le tabes, ce traitement n'ayant pas été, dans ces cas, ni assez intensif, ni assez prolongé, il peut cependant être légitimé, quand il est institué assez précocement et suivi assez longtemps.

BIBLIOGRAPHIE

ABADIE. — L'ataxie locomotrice est-elle d'origine syphilitique?
(Note lue Soc. Méd. Paris, 11 nov. 1812; Gaz. hebd., 1882;
Union Médicale, 1883.)

ADAMKIEWICZ. — Die anatomische Processus der Tabes. (Wien. med.
Presse, 1882.)

ALLTHAUSS. — Note on the relations between Syph. and locomotor
Ataxy. (The Lancet, 17 sept. 1881; Britisch med. Journ.,
mai 1884; maladies de la moelle épinière. (Traduction Morin,
1885.)

AUDRY. — Soc. Dermat. de Paris, juillet 1903. Faits pour établir la
nature syph. du tabes.

BABINSKY. — Soc. de Neurologie de Paris, juillet 1900. Association
du tabes et de lésions syphil.

BABONEIX. — (Voir Gaucher.)

BELÈTRE. — Ponction lombaire chez les syphilitiques. (Thèse Paris,
1902.)

BENEDIKT. — Ueber Ætiologie Prog. u. Therap. der Tabes. (Wien.
med. Presse, 1881.)

BERGER. — La théorie du tabes. (Revue de Méd., 1890.)

BERGER O. (Breslau). — Zur Ætiologie der Tabes. (Breslauer ærtzl.
Zeit, avril 1879.)

BROADBENT. — Lettsomian lectures. Syph. as. a cause, etc. (Lancet,
10 et 24 février 1894.)

BUFFETTI V. — Cas intéressant de tabes. (Gaz. degli Osped. e delle Cl.,
an XXVIII, n° 229, octobre 1907.)

BUZZARD. — Clinical lecture on the association of tabes dorsalis with
syphilis. (Lancet, 10 juin 1882.)

CHARCOT. — Leçons du mardi à la Salpêtrière, 1888.

CHARPENTIER. — Thèse Paris, 1899. Relations entre les troubles des réflexes pupillaires et la syphilis.

CHARMEIL. — Syphilis et tabes. (Echo Méd. du Nord, 12 juin 1904.)

COHEN. — Lehre von der Tabes.

COSTE-LABAUME. — Etude sur les rapports de la syphilis et du tabes. (Thèse Lyon, 1900.)

DALOUS. — Les accidents syphilitiques pendant le tabes. (Revue de Médecine, 1904.)

DÉJERINE et THOMAS. — In traité Brouardel, 1902.

DORLÉANS. — Coexist. d'accidents syph. avec le tabes et la paral. gén. (Thèse Paris, 1906.)

DREVON. — Traitement du tabes par les injections de calomel. (Thèse Lyon, 1905.)

DRYSDALE. — Loco-ataxia of syph. orig. (Med. Society of London; Lancet, mai 1878.)

DUCHESNE, de] Boulogne. — Arch. génér. de Méd., 1859. De l'ataxie locomotrice.

P. DUBOIS. — Coexistence des accidents syph. tertiaires avec le tabes. (Thèse Lyon, 1906.)

DUJARDIN-BAUMETZ. — Ataxie loc. (Thèse Paris, 1862.)

EICHORST. — Article tabes in Traité de méd., 1897.

ERB. — W. zur Path. der Tabes. (Deu. Arch. f. Klin. med., 1879.)

— Tabes und Syphilis. (Centralbl. f. diemed. Wissench., nos 11 et 12, 1881.)

— Zur Ætiologie der Tabes dorsalis. (Berl. Klin. Wosch., 1883.)

— Syph. et tabes. (Berl. Klin. Wosch., no 11.)

FOURNIER. — Ataxie locomotrice. (Ann. de Derm. et Syph., 1876.

— L'ataxie d'origine syph., 1882.

— Leçons sur la période préataxique, 1885.

— Tabes hérédo-syph., 1887.

— Affections para-syph., 1894.

— Traité de la syph., 1899.

— Leçons sur les chancres extra-génitaux.

— Bulletin médical, 4 décembre 1901.

GASNE. — Soc. de Neurologie, 7 juillet 1901. Gommes syph. au cours du tabes.

GAUCHER et BABONEIX. — Bull. Soc. méd. des hôpitaux de Paris, 15 mai 1903. Acc. syph. en activité chez un tabétique et un paralytique général.

GLUCK. — Tabes dorsalis et syph. (Wien. med. Woch., 1896.)

GAUCHER, FOURNIER (E.) et TOUCHARD. — Bull. Soc. méd. des hôpitaux de Paris, 17 février 1905. Accidents syph. en activité chez un tabétique.

GRASSET. — Traité des maladies du système nerveux.

HOFFMANN. — Tabes u. syph. (In. Din. Berlin, 1884.)

ISAAC. — Syph. et tabes. (Analyse in Rev. Neurologie, 1893.)

JUMON. — Les syphilis ignorées. (Thèse Paris, 1880)

KALISHER. — Soc. berlinoise de Dermatol., mai 1897. Tabes avec lésions syph. en évolution.

LANDESBERG. — Berlin. Klin. Woch., 1885.

LANDOUZY. — Abeille Méd., 1881. Du rôle ethnologique attribué à la syph. dans le tabes.

LANCEREAUX. — Traité de syph., 1886.

LELOIR. — Ann. Dermat., 1890. Infl. de la syph. sur le tabes.

LEVIN (Mlle). — Les syphilis ignorées. (Thèse Paris, 1897-98.)

LEYDEN. — Maladies du système nerveux.

P. MARIE. — In traité méd. Bouchard. Article tabes.

—   Leçons sur les maladies de la moelle épinière, 1892.

MARINESCO. — Ueber einige durch. Syph. neurog. (Wien. med. Woch., 1891.)

—   Contribution à l'étude de l'histologie et de la path. du tabes. (Semaine méd., 18 avril 1906.)

MILIAN. — Ann. Derm., juillet 1903. Le liquide céphalo-rachidien des tabétiques.

—   Journal La Syphilis, 1904. Nature du tabes.

MINOR. — Arch. Neur., t. IX et X, 1885. Rapports de la syph. et du tabes.

—   Arch. Neur., t. XVIII, 1889. Contribution à l'étude de l'étiologie du tabes.

Minor. — Neur. Centralbl., 1892. Contribution à la statistique du tabes syph.

Mœbius. — Centralb. f. Nerventh., mai 1884, oct. 1883, 1893.

Moutot. — (Voir Nicolas.)

Moutot. — Sur la coexistence des accidents tertiaires avec le tabes. (Bull. Méd., 17 février 1906.)

Nægeli. — Inaug. Dissertation, Zurich, 1887.

Nicolas et Moutot. — Soc. méd. des hôpitaux de Lyon, 21 nov. 1905. (Lyon Méd., 10 décembre 1905.) Deux cas de coexistence de lésions tertiaires et de tabes en évolution.

Paviot. — Lésions méningées du tabes dorsal. (Lyon Méd., 1905, p. 913.)

Perret. — Clin. méd. Hôtel-Dieu de Lyon, 1887. Etiologie de l'ataxie.

Plichon. — Th. Paris, 1891-92. Le tabes dorsal est-il d'origine syphilitique?

Porot. — Th. Lyon, 1903. Injections mercurielles dans le traitement de la syphilis nerveuse.

Quinquaud. — (Cité par Raymond dans art. Tabes, Dic. S. méd., 1885.)

Ravaud. — Liquide céph.-rachidien des syphilis tertiaires. (Ann. de Derm., 1903 et 1904.)

Raymond. — Prog. Méd., juin 1892, 1893. Etiologie du tabes.

Raymond et Guillain. — Bull. Soc. méd. des hôp. de Paris, novembre 1904.

Reumont. — Syph. u. Tabes dorsalis, Auchen, 1881.

Ricord. — Leçons sur la syphilis.

Schultze. — Inaug. Diss. Berlin, 1867. Ueber die Etiologie der Tabes dorsalis.

Spillmann. — 1881. Syphilis et tabes.

— Conception du tabes. (Revue de l'Est, 1907.)

Strumpell. — Arch. f. Psych., 1882.

— Deutsch. med. Woch., 1889. Ueber die beziehungen der Tabes, etc.

— Traité de Path. spéciale, 1889.

Teissier. — Prov. Méd., 1887. — L'Etiologie du tabes dorsal.

Topinard. — Ataxie locomotrice progressive, 1865, p. 365.

Toulouse. — Gaz. Hôp., 1892.

Verdhère. — Soc. Derm., avril 1903. Discussion des faits pour établir la nature syphilitique du tabes.

Viannay. — Ann. de Derm. et Syphiligr., 1898. De la fréquence des lésions tertiaires de la femme et de son importance en clinique et en pathologie.

Voigt. — Berlin. Klin. Woch., sept. 1881, janvier 1883. Syph. u. Tabes.

— Centralbl. f. Nervenls, avril 1885. Zur Ætiologie u. Lympder Tabes.

Vogel. — Syph. du syst. nerv. Leipzig, 1888.

Vulpian. — Leçons sur les maladies du système nerveux, 1879.

Weber. — New-York med. Record, 1884. Syph. and locom. Ataxy.

Westphall. — Berl. Klin. Woch., 1880. Luies u. degenerat der Hinterstrœnge.

Widal. — Cytol. céph.-rachid. des syph. (Bull. Soc. méd. hôpitaux de Paris, 1892.)

Zemsem. — Berl. Klin. Woch.., 1891.

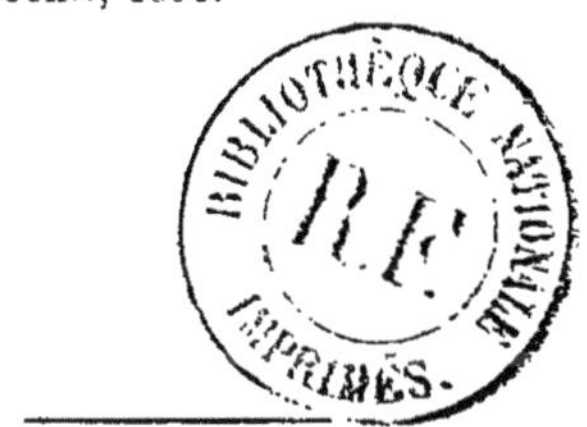